★ Mi gobierno de Estados Unidos ★

¿Cuáles son los derechos básicos de los ciudadanos?

Por William David Thomas

Gareth Stevens Publishing

Please visit our website, www.garethstevens.com. For a free color catalog of all our high-quality books, call toll free 1-800-542-2595 or fax 1-877-542-2596.

Library of Congress Cataloging-in-Publication Data available upon request from publisher.

ISBN-10: 0-8368-8871-5 ISBN-13: 978-0-8368-8871-3 (lib. bdg.)
ISBN-10: 0-8368-8876-6 ISBN-13: 978-0-8368-8876-8 (softcover)

This edition first published in 2008 by
Gareth Stevens Publishing
111 East 14th Street, Suite 349
New York, NY 10003

Senior Managing Editor: Lisa M. Guidone
Creative Director: Lisa Donovan
Cover Designer: Jeannie Friedman
Interior Designer: Yin Ling Wong
Photo Researchers: Kimberly Babbitt and Charlene Pinckney

Spanish Edition produced by A+ Media, Inc.
Editorial Director: Julio Abreu
Chief Translator: Adriana Rosado Bonewitz
Production Designer: Faith Weeks

Picture credits: Cover, title page: Win McNamee/Getty Images; p. 5 © Keith Brofsky/Maxx Images; p. 7 The Granger Collection; p. 8 The Granger Collection; p. 9 Kevork Djansezian/AP; p. 11 © Bettmann/Corbis; p. 14 Roger Mahony/Getty Images; p. 16 Dwaine Scott/AP/NBC Newswire; p. 17 © Saed Hindash/Star Ledger/Corbis; p. 18 © Bettmann/Corbis; p. 21 Comstock/Corbis; p. 22 Bill Fritsch/Maxx Images; p. 23 © Kim Kulish/Corbis; p. 24 © David Butlow/Corbis; p. 28 © Peter Turnley/Corbis; p. 29 © John Neubauer/Photo Edit

Printed in the United States of America

1 2 3 4 5 6 7 8 9 10 09 08 07

Contenido

Las palabras que están en el glosario aparecen en **negritas** la primera vez que se usan en el texto.

CAPÍTULO 1

Sesos y músculo

Seth estaba emocionado. En septiembre, poco después de empezar las clases, las cuatro escuelas primarias de su pueblo participaban en un concurso. Cada escuela eligió a ocho estudiantes. Cada uno tenía que competir en un deporte y en una materia. Los maestros lo llamaban el Reto Académico-Deportivo. Los estudiantes lo llamaban la "Batalla de sesos y músculo".

Los jóvenes de cada escuela escogieron a miembros de los equipos. La votación era hoy. Muchos jóvenes hicieron carteles acerca de sí mismos o de sus amigos. Colgaron los carteles en los pasillos.

Las especialidades de Seth eran fútbol americano y matemáticas. Le gustaban las matemáticas. Y podía lanzar un balón más lejos que nadie en su escuela. Seth sabía que sería parte del equipo. También estaba muy seguro de que su amigo Tony lo sería. Tony era un mago de las ciencias y casi nunca le fallaban los tiros en básquetbol. Luego estaba Jennifer. Corría la carrera de 50 yardas (45.7 m) rapidísimo. Y era campeona de ortografía. ¿Pero quién más?

Cuando Seth llegó a la escuela esa mañana, buscó las urnas de la votación. Deberían estar sobre una mesa cerca de la oficina, pero no estaban. Al caminar por el pasillo vio que habían desaparecido todos los carteles.

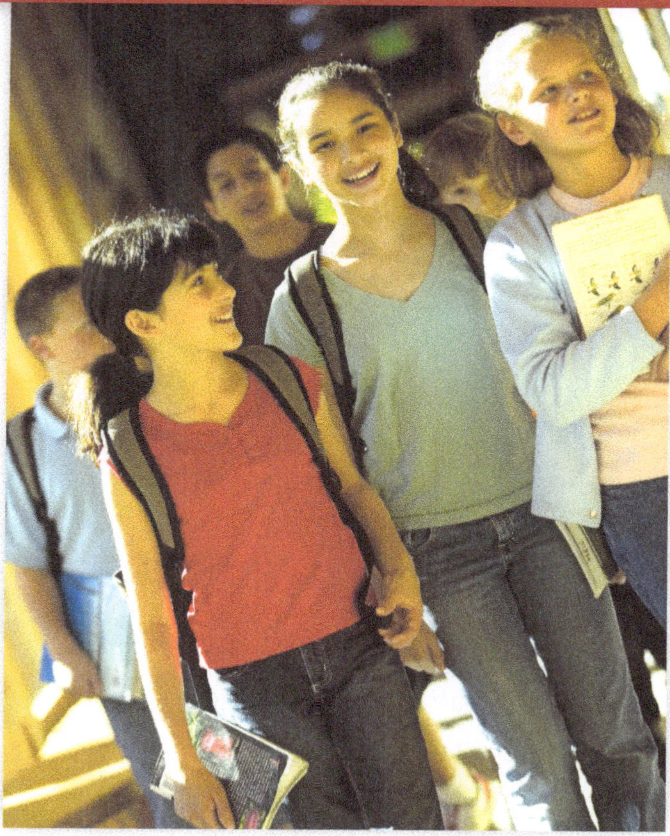

Todos los ciudadanos tienen **derechos.** Los derechos son libertades que el gobierno protege. Como ciudadanos, los jóvenes deben conocer sus derechos.

Seth se apresuró hacia su salón. El Sr. Mancuso no estaba. Un nuevo maestro le dijo: —¡Tú!, ¡Dame esa mochila!

Seth se la dio. El maestro la registró y sacó un libro sobre su equipo favorito de fútbol americano.

—Esto me lo quedo. Y ¡estás en serios problemas, jovencito! —le dijo el maestro con el seño fruncido.

Seth lo miró incrédulo. Algo malo pasaba en su escuela. Algo muy malo.

CAPÍTULO 2

La Declaración de Derechos

Seth no sabía qué hacer. El nuevo maestro se había quedado con su libro y todavía tenía su mochila.

—¿Dónde te sientas? —le preguntó el maestro.

—Junto a la ventana —respondió Seth.

—Pues ya no —dijo el maestro. Señaló a dos estudiantes de secundaria cerca de la puerta—. Ellos se sentarán en esa mesa. Tú puedes quedarte parado o sentarte en el piso.

Seth estaba tan impresionado que se quedó sin habla. Pensó: "Esto no puede estar pasando en mi escuela, ¿o sí?"

La Guerra de Independencia

Lo que le pasó a Seth en la escuela ese día les pasó a muchos estadounidenses hace mucho tiempo. No registraron sus mochilas. Sin permiso registraron sus casas y negocios. No tuvieron que cederles sus asientos a otros estudiantes. Los obligaron a hospedar a soldados extranjeros en sus hogares. Participaron en la **Guerra de Independencia** (1775-1783) para liberarse de Inglaterra. Después de la guerra los estadounidenses formaron su propio gobierno.

Un nuevo gobierno

El primer plan del gobierno se llamó Artículos de la Confederación. Pero los Artículos crearon un gobierno débil que casi no tenía poder. En el verano de 1787 un grupo de hombres se reunió en Filadelfia. Hicieron un nuevo plan de gobierno. Fue la **Constitución**. Para 1789, todos los estados habían **ratificado** o aprobado la Constitución. Así se creó el gobierno que tenemos hoy.

La Constitución describió los poderes de los estados y del gobierno. No describió los derechos de las personas. Muchos se preocuparon por eso. Temían que si sus derechos no estuvieran por escrito, se los podrían quitar. De hecho, algunos estados ratificaron la Constitución sólo porque James Madison de Virginia prometió añadirle una lista de derechos.

Esta imagen muestra cuando se firmó la Constitución en Filadelfia, Pensilvania. El famoso documento se firmó el 17 de septiembre de 1787.

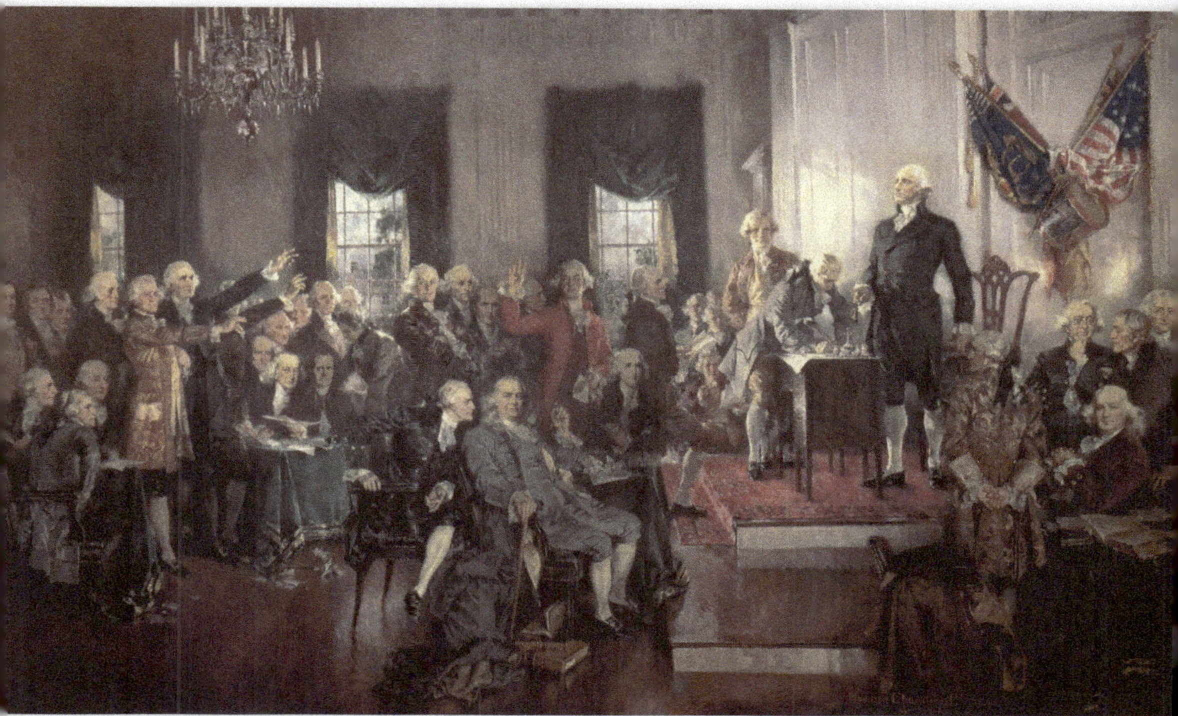

Las primeras Diez Enmiendas

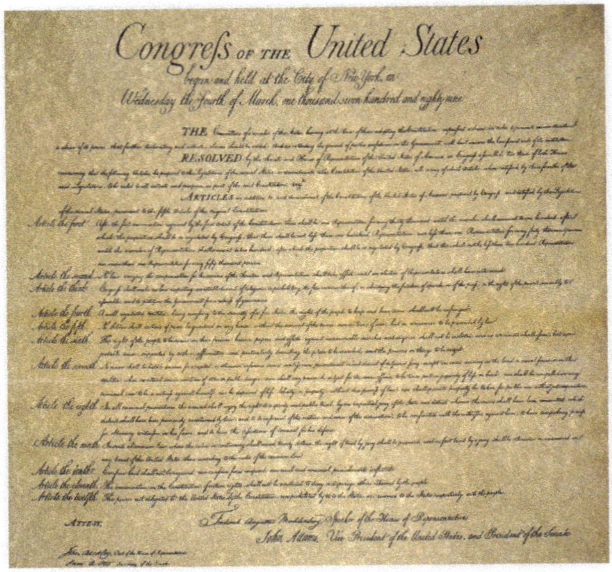
Congress OF THE United States
begun and held at the City of New-York, on
Wednesday the fourth of March, one thousand seven hundred and eighty nine

La Declaración de Derechos enumera las diez enmiendas que protegen las libertades de los estadounidenses.

A James Madison a menudo se le llama el "Padre de la Constitución" porque ayudó a escribir ese famoso documento. Él y otros **Padres Fundadores** sabían que el país crecería y cambiaría. Sabían que la Constitución también crecería y cambiaría. Madison quería que las primeras **enmiendas** o cambios a la Constitución fueran una lista de los derechos de las personas.

Madison escribió 17 enmiendas. Enumeraban y protegían los derechos de las personas. El Congreso aprobó 12 de ellas. Éstas se enviaron a los estados para su aprobación. Para 1791, los estados habían ratificado diez de las enmiendas. Se convirtieron en parte de la Constitución. Estas diez enmiendas son la **Declaración de Derechos**.

- La **Primera Enmienda** protege la libertad de religión, expresión y prensa. Les da a las personas el derecho de tener reuniones y marchas en paz. También les da el derecho de pedirle al gobierno que cambie las leyes que consideran injustas.
- La **Segunda Enmienda** da el derecho a los estadounidenses de poseer armas de fuego.

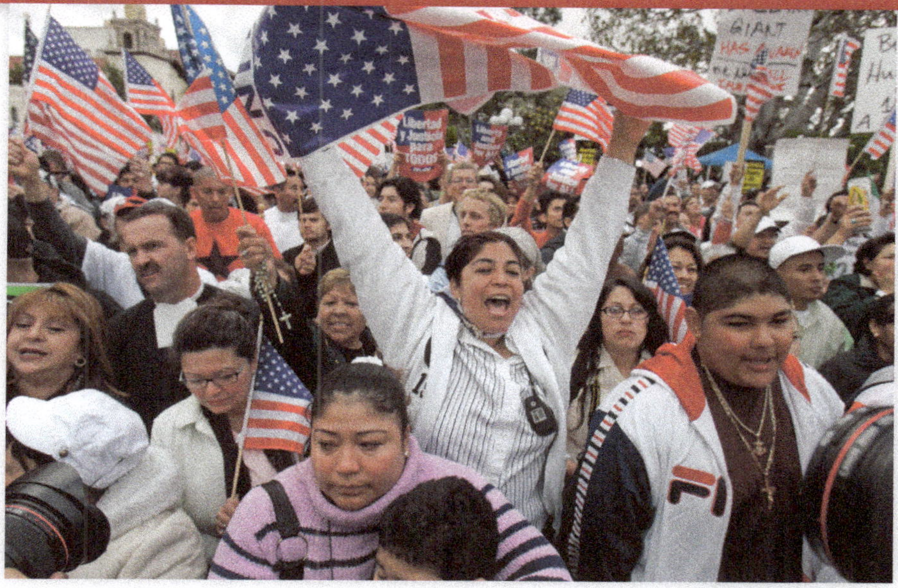

Miles de personas se reunieron en Los Angeles en mayo de 2006 para exigir derechos para los **inmigrantes**. La Primera Enmienda garantiza el derecho de realizar manifestaciones pacíficas.

- La **Tercera Enmienda** garantiza que las personas no tienen que permitir que soldados vivan en sus casas.
- La **Cuarta Enmienda** protege a las personas contra registros y confiscaciones. El gobierno no puede tomar las posesiones de la gente o registrar sus hogares o negocios a menos que haya una buena razón.

POSEER Y PORTAR ARMAS

La Segunda Enmienda dice: *Una milicia bien regulada es necesaria para la seguridad de un Estado libre, pero no se violará el derecho que tiene la gente de poseer y portar armas.* Hay quien dice que sólo el ejército y la policía pueden portar armas. Otros dicen que cualquier ciudadano puede hacerlo.

DÍA DE LA DECLARACIÓN DE DERECHOS

La Declaración de Derechos se ratificó el 15 de diciembre de 1791. En 1941, 150 años después, el presidente Franklin D. Roosevelt declaró el 15 de diciembre como el "Día de la Declaración de Derechos". Nos pidió ondear la bandera. Era un buen momento para ondearla y pensar en las libertades del país. Sólo ocho días antes, el 7 de diciembre, Japón había atacado Pearl Harbor en Hawai. Estados Unidos entró en la Segunda Guerra Mundial. Ahora, cada 15 de diciembre, grupos de derechos civiles se reúnen y honran la Declaración de Derechos. En muchas escuelas los estudiantes leen y hablan sobre esos derechos.

- Las **Quinta, Sexta** y **Séptima Enmiendas** protegen los derechos de los ciudadanos en el tribunal. Dicen que a quienes se les arresta tienen derecho a un juicio justo. Tienen el derecho a que un **jurado** los juzgue, el derecho a un abogado y el derecho a que se les diga por qué se les ha **acusado** de un crimen y el derecho a tener testigos que apoyen su versión.
- La **Octava Enmienda** protege a los ciudadanos de castigos crueles o poco comunes.
- La **Novena Enmienda** abarca derechos además de los de la Constitución. Como dijo James Madison: "Sólo porque olvidamos incluir un derecho no significa que los estadounidenses no lo tengan."

- La **Décima Enmienda** protege los poderes de los estados. Dice que los estacos pueden hacer sus propias leyes siempre y cuando estén de acuerdo con la Constitución.

Estas enmiendas fueron las primeras adiciones a la Constitución. Pero no fueron las últimas.

Más enmiendas

Se han propuesto más de 11,000 enmiendas desde que se escribió la Constitución. Pero sólo 17 se han añadido desde las primeras 10 enmiendas. En 1865 en la Decimotercera Enmienda se declaró ilegal la esclavitud. En 1870, se garantizó en la Decimoquinta Enmienda que no se negara el derecho a voto por raza o color. En 1920 la Decimonovena Enmienda dio a las mujeres el derecho a votar. La enmienda más reciente, la vigesimoséptima, se añadió en 1992.

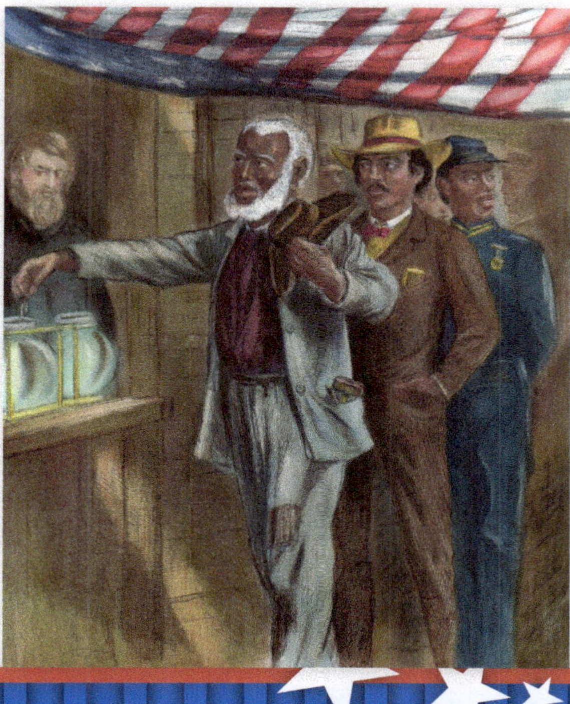

La Decimoquinta Enmienda dio a los afroamericanos el derecho a votar. En esta imagen se ve votar a los antiguos esclavos por primera vez.

CAPÍTULO 3

Libertades de la Primera Enmienda

El maestro nuevo pidió orden a la clase. —Soy el Sr. Quirt —dijo—. Mis ayudantes son la Srta. Li y el Sr. Stein. Hoy sustituimos al Sr. Mancuso.

—¿Qué pasó con nuestros carteles? —preguntó Sean.

—Los quitamos —contestó el Sr. Quirt—. Sus opiniones no importan.

Theresa levantó la mano. —El periódico escolar dice que... —

—Ya no se imprimirá el periódico escolar —dijo el Sr. Quirt.

—Espere —dijo Kelly—. Se supone que esta mañana nos reuniríamos para hablar sobre...

—¡Nada de reuniones! No necesitan hablar de nada. Nosotros tomamos las decisiones. —

Seth no pudo más y gritó, —Eso no es justo.—

—Bueno —dijo el Sr. Quirt con voz desagradable—. ¿Por qué no le escribes una carta al consejo escolar?

—Lo haré—.

—¡Silencio! —gritó el Sr. Quirt. Le ordenó al Sr. Stein—. Lleve a este muchacho a la oficina del director.

La Primera Enmienda

El Sr. Quirt retiró varias libertades importantes. Cada una es garantizada por la Primera Enmienda a la Constitución. Las 45 palabras de la enmienda son:

> *"El Congreso no aprobará ley alguna que establezca una religión o prohiba el libre ejercicio de ésta; o que limite el derecho de expresión, o el de prensa, o el derecho a reunirse pacíficamente, y a pedir al Gobierno que repare los agravios."*

Mucha gente considera que la Primera Enmienda es la más importante. Los autores de la Constitución pensaron que la libertad de religión, expresión y prensa son importantes para proteger sus derechos. También pensaron que los ciudadanos deberían poder reunirse en grupos y pedir al gobierno que haga cambios.

CONOCE TUS LIBERTADES

¿Sabes qué libertades están protegidas por la Primera Enmienda? La mayoría de la gente no lo sabe. En 2006, un estudio encontró que mucha gente podía nombrar a los tres jueces del programa de televisión *American Idol*. Pocos podían nombrar tres de las libertades de la Primera Enmienda. También encontró que muchos conocían a los cinco miembros de la familia Simpson de dibujos animados. Difícilmente alguien pudo nombrar las cinco libertades de la Primera Enmienda.

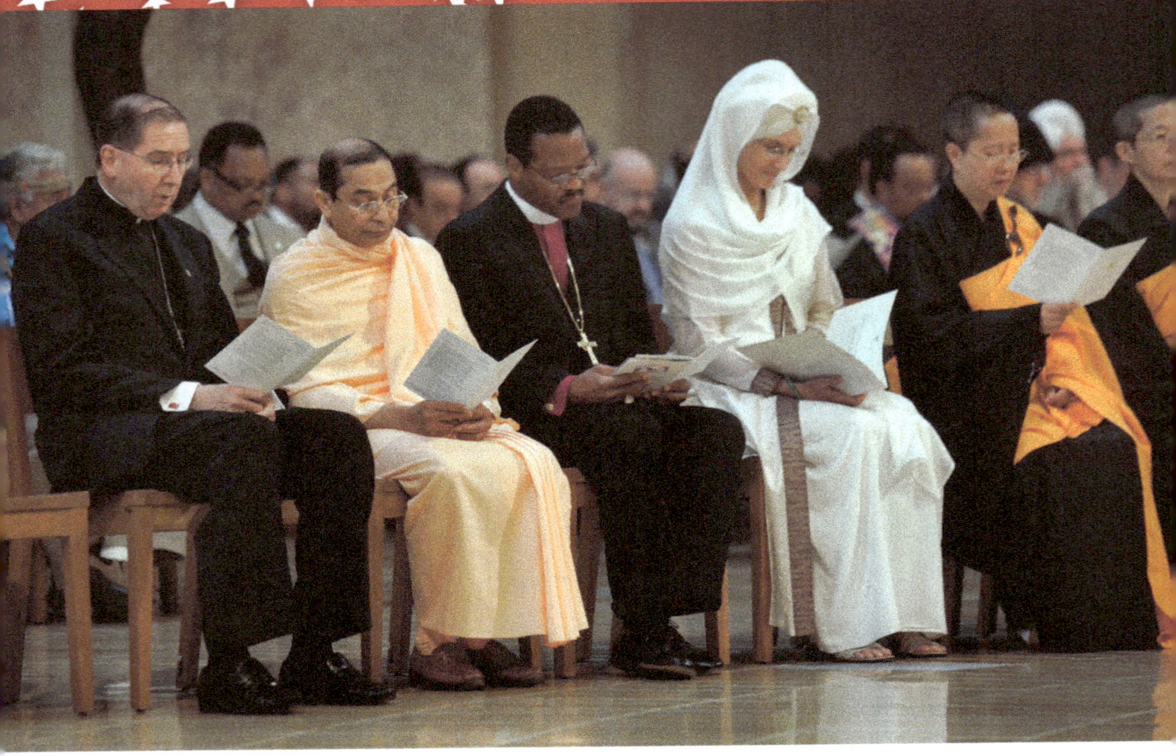

Líderes de diferentes creencias se reúnen en una ceremonia en California. La Primera Enmienda promete libertades religiosas que no se permiten en muchos países.

Libertad de religión

Una razón por la que los ingleses vinieron a América fue la libertad religiosa. Sin embargo, algunos querían más que eso. Un grupo llamado los puritanos llegó a Massachusetts. Querían liberarse de los reglamentos de las iglesias inglesas. La Primera Enmienda dice que se puede practicar la religión que se elija o ninguna. También dice que el gobierno no puede obligar a que se siga cierta religión. No puede existir una religión "oficial".

Libertad de expresión

De acuerdo con la Primera Enmienda, los estadounidenses tienen el derecho de opinar sobre cualquier tema. Esto incluye discursos públicos, en televisión o radio, cartas, periódicos y hasta películas. Pueden decir casi cualquier cosa, pero no pueden amenazar a las personas o sus bienes. Y la libertad de expresión no le da a la gente el derecho de decir o imprimir algo que perjudique a una persona cuando saben que esas declaraciones no son ciertas.

EL COSTO ALTO DE LA LIBRE EXPRESIÓN

Cuando los candidatos se postulan para cargos hoy en día, tienen que comprar tiempo de televisión y radio para explicar sus ideas. Esto es caro. En todas las elecciones se quejan algunos grupos. Dicen que sólo la gente con mucho dinero puede hablarles a los estadounidenses. Esto, dicen, **viola** lo dicho en la Constitución sobre la libre expresión. Quieren controlar los gastos. Así todos los candidatos tendrán el mismo "tiempo aire". Otros se oponen. Creen que limitar el dinero que los candidatos pueden gastar limita su libertad de expresión. ¿Qué piensas tú?

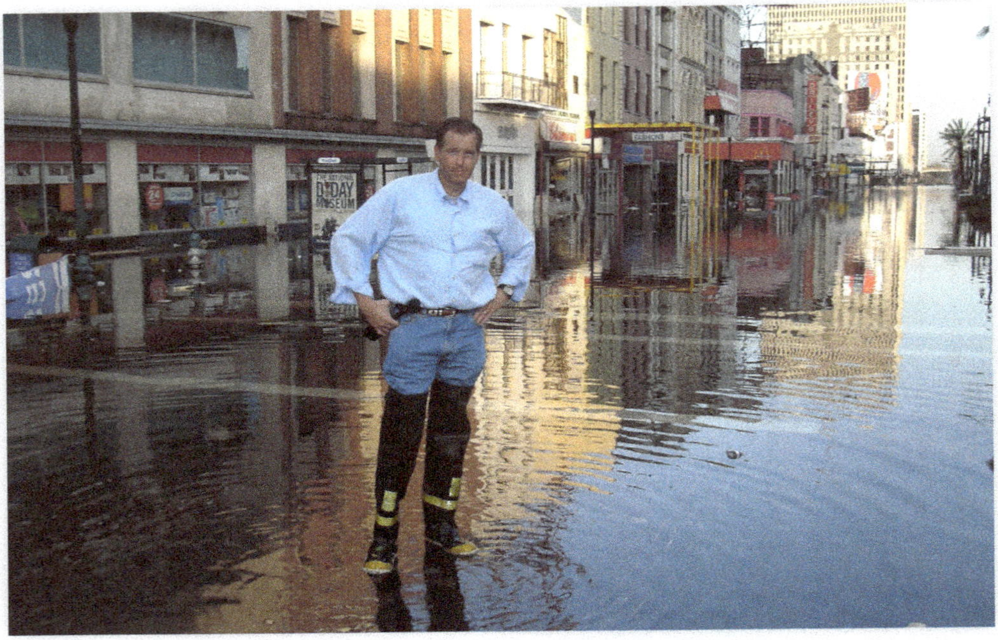

Con un micrófono y botas de hule, Brian Williams de NBC News reporta desde Nueva Orleans después del huracán Katrina en agosto de 2005. Muchos reporteros dijeron que el gobierno no le ayudó lo suficiente a la gente después de la tormenta. La Primera Enmienda protege la libertad de prensa que incluye las cadenas de noticias de televisión.

Libertad de prensa

Cuando se escribió la Declaración de Derechos, "la prensa" significaba sólo periódicos y libros. Hoy también incluye televisión, radio e Internet. Los medios tienen que poder imprimir o transmitir todas las noticias. En algunos países, el gobierno controla la prensa. Ahí, la gente lee, ve y escucha sólo las historias aprobadas por el gobierno. De acuerdo con la Primera Enmienda, los estadounidenses tienen el derecho de publicar y leer los libros, periódicos y revistas de su elección.

¿NO LEAS ESE LIBRO?

Durante cientos de años ciertos grupos han tratado de **prohibir** libros que no les gustan. Han tratado de evitar que la gente los venda o lea. Otros dicen que deberíamos tener la libertad de comprar y leer cualquier libro que queramos. Creen que la Primera Enmienda da ese derecho. Todos los años, la *American Library Association* (Asociación Americana de Bibliotecas), tiene una Semana del Libro Prohibido. Celebra la libertad de expresión y la libertad de prensa. Tal vez has leído alguno de los libros prohibidos que aquí se enumeran:

- Todos los libros de Harry Potter, por J. K. Rowling
- *Blubber*, por Judy Blume
- *Bridge to Terabithia*, por Katherine Paterson
- *James and the Giant Peach*, por Roald Dahl
- *The Witches*, por Roald Dahl

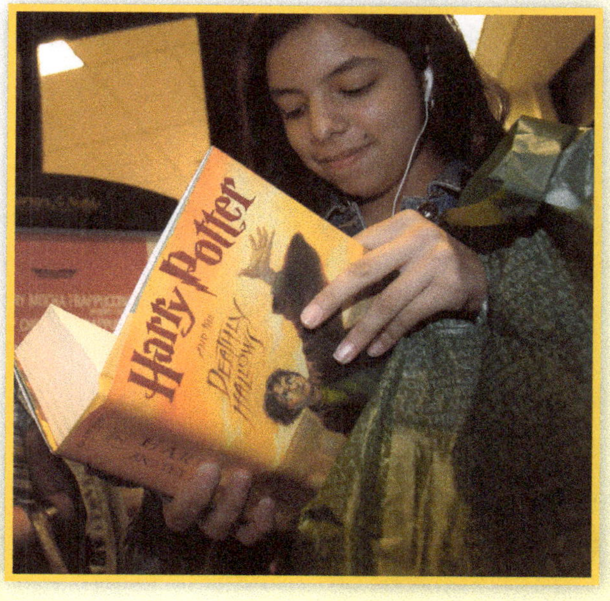

Esta niña no podía esperar leer el séptimo y último título de Harry Potter, *Harry Potter y las Reliquias de la Muerte.*

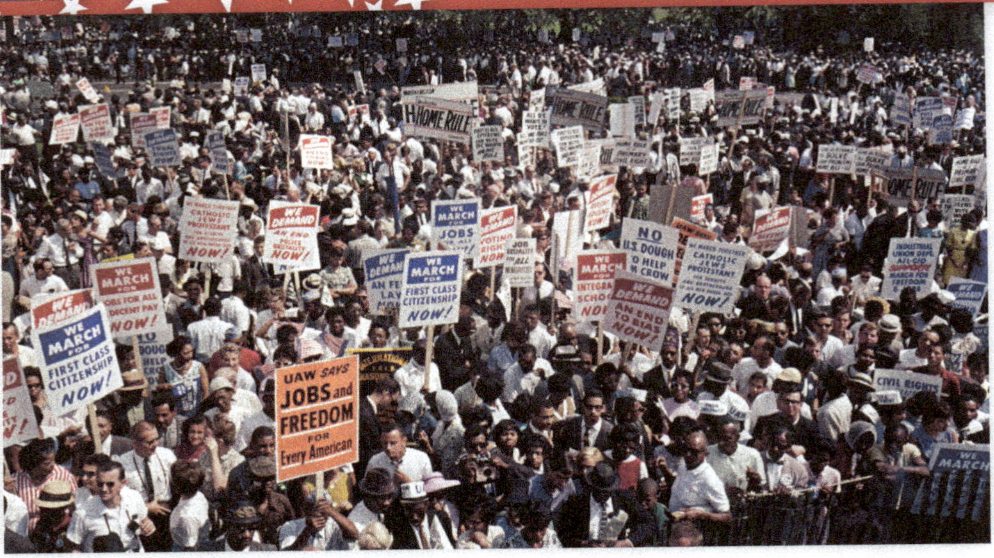
WE MARCH FOR FIRST CLASS CITIZENSHIP NOW!
UAW SAYS JOBS and FREEDOM FOR Every American
HOME RULE
WE DEMAND
CIVIL RIGHTS

En agosto de 1963, más de 200,000 personas marcharon por Washington, D.C. en busca de igualdad de derechos para los afroamericanos. Fue aquí donde Martin Luther King Jr. dio su famoso discurso "Tengo un sueño".

Libertad de reunión

La Primera Enmienda protege el derecho de reunirse en grupos. Esto incluye reuniones políticas, marchas de protesta y reuniones de consejos escolares. Los estadounidenses se reúnen para darles la bienvenida a los soldados que llegan del extranjero. También se reúnen para protestar contra el envío de soldados al extranjero. Siempre que estos eventos sean pacíficos, cualquier grupo puede reunirse, marchar o manifestarse públicamente.

Libertad de petición al gobierno

El Sr. Quirt le dijo a Seth que "le escribiera una carta al consejo escolar". Seth dijo que lo haría. Ése es el derecho de **petición** al gobierno. Significa que los ciudadanos pueden escribir o hablar a las personas del gobierno. Pueden pedirles a los funcionarios que hagan algo o dejen de hacerlo. Ese derecho lo garantiza la Primera Enmienda.

CAPÍTULO 4

Los derechos del acusado

Seth estaba enojado. No había hecho nada malo. ¿Por qué lo habían mandado al director? ¿ Llamaría el director a sus padres? Entonces se le ocurrió una idea. Él llamaría a sus padres.

La Sra. Ríos, la secretaria, estaba en su escritorio. Siempre era amable y gentil. Seth se acercó a ella y le preguntó: —Sra. Ríos, ¿puedo usar el teléfono?—

—Con que tenemos otro estudiante que busca problemas, ¿eh? —le contestó—. No, no puedes usar el teléfono. Siéntate y no hables.

Seth no podía creerlo. Se preguntó, "¿Qué está pasando aquí?"

Debido proceso de la ley

El Sr. Quirt actuó como si Seth fuera culpable de algo. Igual lo hizo la Sra. Ríos. Pero ninguno le dijo a Seth qué había hecho mal. No tenía a quién decirle su versión de la situación. Y no se le permitió pedir ayuda. La escuela no siguió el "debido proceso de la ley".

El debido proceso es un conjunto de reglas o **procedimientos**. Muchos de ellos están en la Constitución. Estos procedimientos se siguen cada vez que a alguien se le acusa de un crimen. Esto no significa que a todos en todos los casos se les trate igual. Significa que a todos se les trata justamente.

El debido proceso comienza con una idea sencilla pero muy importante. Es probable que la has oído: toda persona acusada de un crimen es inocente hasta que se demuestre que sea culpable. En Estados Unidos nadie tiene que probar que es inocente. El gobierno tiene que probar que es culpable.

Se respetan los derechos

El debido proceso de la ley significa que los derechos de un acusado se respetan. Estos derechos se explican con detalle en las Enmiendas Cuarta, Quinta y Sexta de la Constitución.

- Los funcionarios de la ley no pueden registrar tu casa, objetos de tu propiedad o tu persona sin una "causa probable". Tienen que tener una muy buena razón para pensar que has cometido un crimen.
- Si te arrestan, tienes el derecho de que te digan exactamente por qué.
- Tienes el derecho de que un abogado te ayude. La Suprema Corte ha dicho que si un acusado no puede pagar un abogado el gobierno tiene que proporcionarle uno.
- Tienes derecho a un juicio ante un jurado.
- No pueden hacer que hables contra ti mismo en el tribunal.
- Tienes derecho a ver y escuchar a quiénes te acusan.
- Tienes derecho a llamar a quién apoye tu versión de la historia.
- No se te puede juzgar por el mismo crimen más de una vez.

Estas reglas han sido usadas por los tribunales de Estados Unidos por más de 200 años. Son sólo procedimientos. Pero como una vez dijo un Juez de la Suprema Corte: "La historia de la libertad estadounidense es . . . la historia del procedimiento".

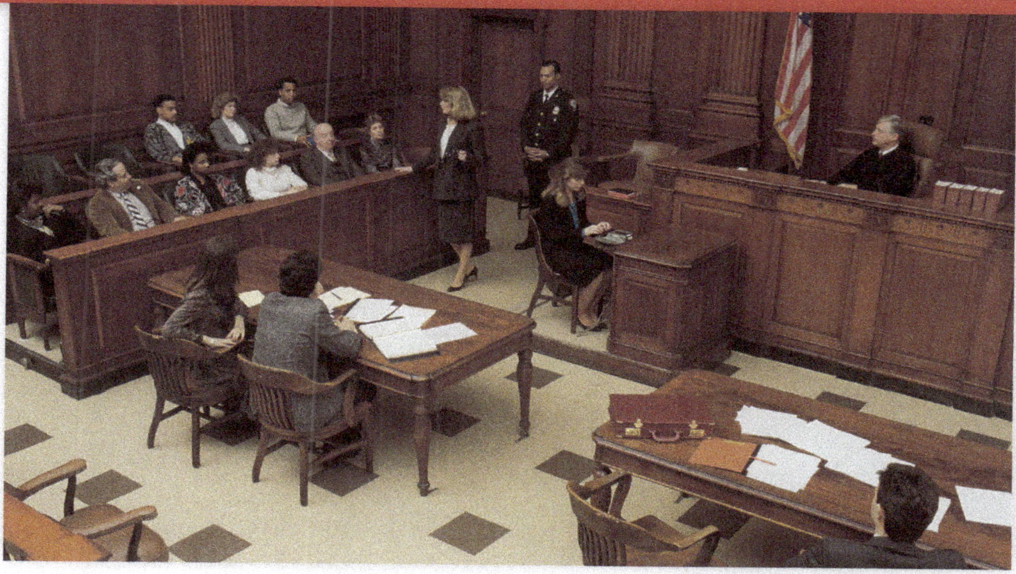

La Constitución garantiza el derecho a un juicio con un jurado. Éste y otros derechos aseguran que se les trate con justicia a los acusados de crímenes.

UNA VIEJA IDEA

"Ninguna persona libre será arrestada, puesta en prisión o privada de sus bienes... a menos que lo indique un juicio legal de sus iguales o por la ley del país". Esas palabras se escribieron en Inglaterra hace 800 años. Están en un documento famoso llamado *Carta Magna*. La misma idea se encuentra en las Sexta y Séptima Enmiendas a la Constitución de Estados Unidos.

El precio que pagamos

El debido proceso ayuda a que no se castigue a inocentes por equivocación. Sin embargo, el sistema no es perfecto. El debido proceso a veces permite que el culpable salga libre. Pero es el precio que pagamos por un sistema que protege los derechos de las personas, aun aquéllas acusadas de un crimen.

ACOGERSE A LA QUINTA

Piensa en los programas o películas sobre juicios que has visto. Un personaje podría decir: "Me niego a responder debido a que me podría incriminar". La auto incriminación es cuando se obliga a decir algo en el tribunal que haría que la persona se viera culpable. La Quinta Enmienda protege contra esto. Cuando alguien se niega a hablar de sí mismo se llama "acogerse a la Quinta".

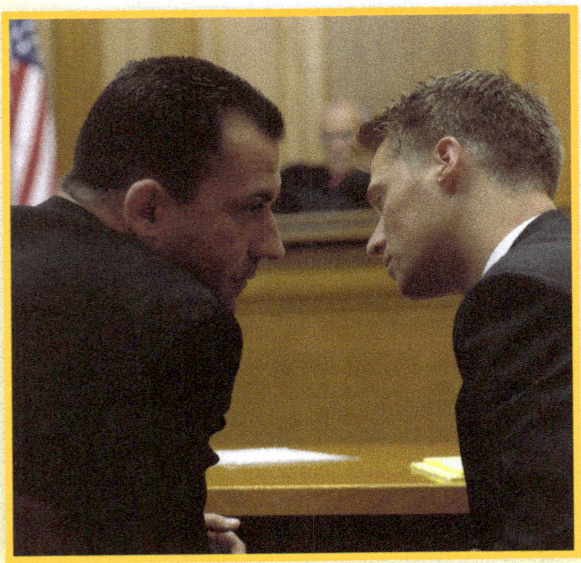

Un abogado explica los derechos de la Quinta Enmienda a su cliente.

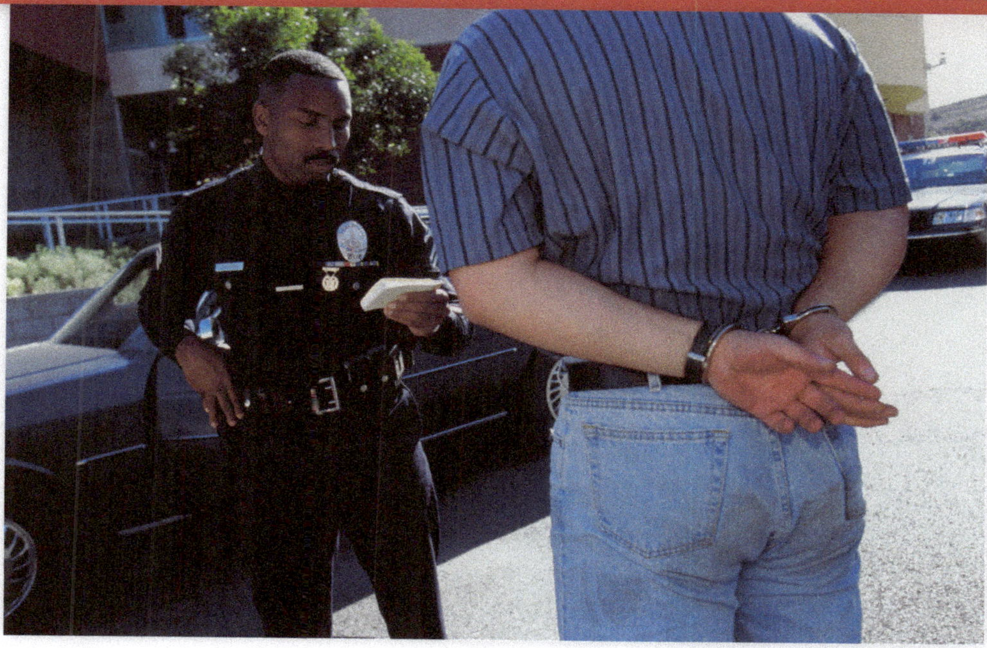

A cualquier persona arrestada como sospechosa de un crimen se le tiene que leer sus derechos. Este policía lee los derechos Miranda en una tarjeta.

Los derechos del Sr. Miranda

Lo has escuchado en TV o películas. La policía da un discurso corto cuando arresta a alguien. Comienza así: "Ud. tiene el derecho a permanecer callado…". Esto se debe a que en 1963, un policía de Arizona le preguntó a un hombre sobre un dinero robado. El hombre, de apellido Miranda, **confesó** haber robado el dinero. También confesó que había secuestrado a una niña. Después, los abogados dijeron que Miranda no conocía sus derechos. Su confesión no podría usarse en el tribunal. Este caso llegó a la Suprema Corte. En 1966, dictaminó que la policía tiene que decirles sus derechos a las personas. Desde entonces se les leen los "derechos Miranda" a quiénes arrestan.

CAPÍTULO 5

Responsabilidades del ciudadano

El Sr. Sullivan, el director, llamó a Seth a su oficina. —Tranquilo — le dijo. —No estás en problemas.

—Montamos una pequeña obra esta mañana —explicó el Sr. Sullivan—. El Sr. Quirt, la Sra. Ríos y los demás sólo actuaban.

Seth comenzó a sentirse mejor.

Cuando los estadounidenses votan, se usan escuelas, tribunales, iglesias y hasta lavanderías como lugares de votación.

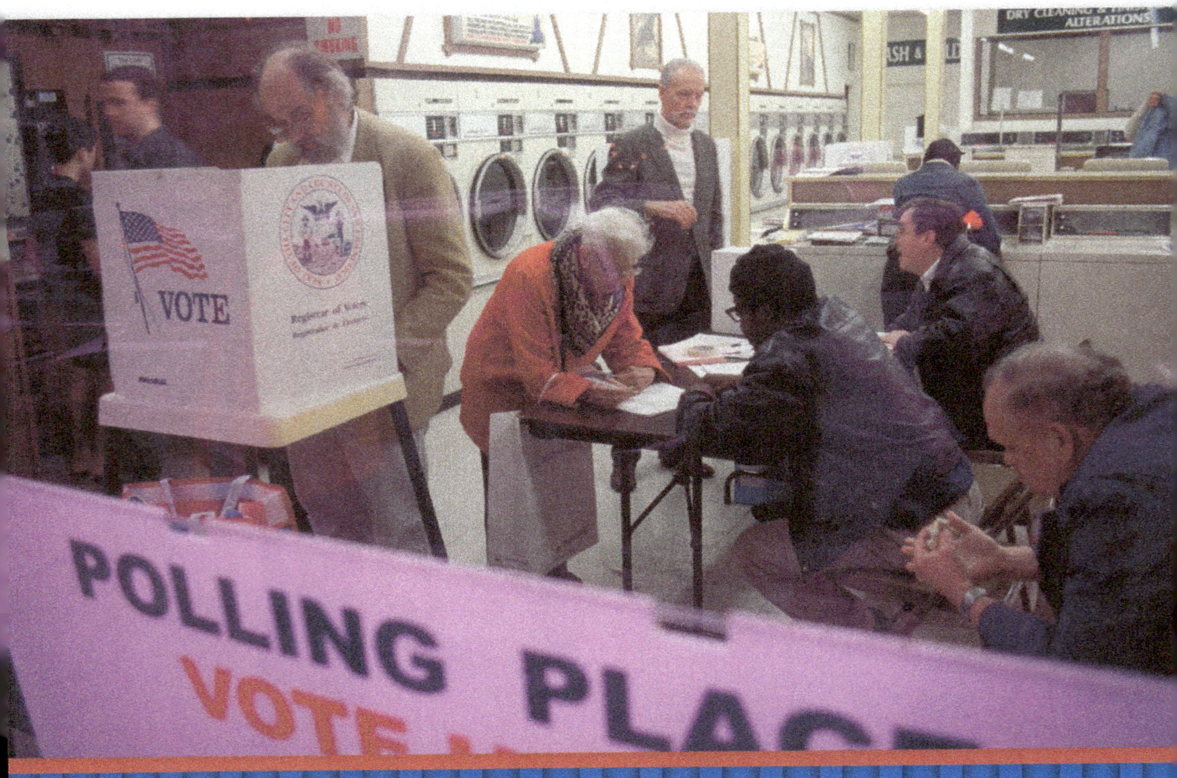

—La obra era parte de una lección de ciencias sociales —continuó el director —. Esta semana tu clase aprenderá sobre los derechos que disfrutamos. Algunos derechos básicos se retiraron esta mañana. Esperamos que recuerdes lo que sentiste. Los estadounidenses tienen derechos. Y esos derechos vienen con ciertas **responsabilidades**. También aprenderás sobre ellas.

Votación

Estados Unidos es una **democracia**. En esta forma de gobierno el pueblo elige a los líderes. Estados Unidos tiene una forma conocida como democracia representativa. Significa que se vota por representantes que hablan y actúan por los estadounidenses al hacer las leyes.

Uno de los derechos más importantes que tienen los estadounidenses es el del voto. Fue una de las razones por las que se luchó la Guerra de Independencia. Las leyes coloniales se hicieron en Inglaterra. Los estadounidenses no podían votar por esas leyes o elegir a la gente que las hiciera. No tenían representación. La votación permite que los ciudadanos sean parte del gobierno.

SI NO SE VOTA

Parece que muchos no votan. En los recientes comicios presidenciales, 79 millones con derecho a hacerlo no votaron. Se tiene el derecho a votar pero muchos no lo ejercen. La votación da a los ciudadanos voz en su gobierno.

CRONOLOGÍA DE LOS DERECHOS DEL VOTO

Las mujeres, los afroamericanos y otros lucharon por su derecho de voto. Los cambios no se dieron de inmediato. Se trabajó mucho durante años para ayudar a ganar esos derechos. En la siguiente cronología se muestran los cambios en los derechos de voto desde que se ratificó la Constitución.

1789
Principalmente hombres blancos, dueños de tierras o negocios pueden votar en las elecciones nacionales.

1750 — 1800 — 1850

1870
La Decimoquinta Enmienda garantiza el voto a los varones afroamericanos. En muchos estados los blancos trataron de evitar que los afroamericanos votaran.

Pero votar es más que un derecho. Es un deber o una responsabilidad. Es importante que todas las personas **elegibles** voten en cada elección. Cualquier ciudadano estadounidense de 18 años y registrado tiene derecho a votar. Los que tienen ese derecho tienen la responsabilidad de ser votantes informados. Deben conocer a los candidatos y los temas.

Actuar como jurado

Alguien acusado de un crimen tiene derecho de un juicio ante un jurado. Ese derecho implica una responsabilidad. En la mayoría

1920
La Decimonovena Enmienda da a las mujeres el derecho de votar.

1965
El presidente Lyndon B. Johnson firma la Ley de los Derechos del Voto de 1965. Esta ley detiene las prácticas que evitaban que muchos afroamericanos votaran.

1971
La Vigesimosexta Enmienda disminuye la edad para votar de 21 a 18 años.

1990
La Ley de los Estadounidenses con Discapacidades protege los derechos de voto de quienes son ciegos, usan sillas de ruedas o tienen otras discapacidades.

de los estados tiene que tenerse 21 años o más para actuar como jurado. Los gobiernos locales llevan una lista de los ciudadanos que son elegibles a actuar como jurado. Los elegidos deben asistir al juicio. La mayoría de juicios termina en unos días, pero otros duran meses. Los miembros del jurado tienen que escuchar cuidadosamente todo lo que se dice. Al final, tienen que decidir si la persona enjuiciada es culpable o no.

Uno de los juicios más largos en la historia de Estados Unidos se llevó a cabo en Illinois. Fue sobre una colisión de un tren que derramó químicos. Comenzó en 1984 y duró más de 4 años.

Servicio militar

Otra responsabilidad es proteger al país. Se necesitan personas en el Ejército, la Marina, la Fuerza Aérea, la infantería de Marina y la Guardia Costera. Hombres y mujeres pueden unirse a cualquier rama militar que elijan. No es fácil ser parte de las fuerzas armadas, aun en tiempos de paz. Pero servir o estar listo para servir es parte del precio por mantener nuestro país seguro y libre.

Hoy, la participación en las fuerzas armadas es **voluntaria**. Pero en la historia de Estados Unidos, durante las guerras, se ha obligado a los hombres a participar. Esto es el reclutamiento. Si se reclutaba, cualquier hombre saludable tenía que participar. Hoy en día, todos los hombres al cumplir 18 años, tienen que registrarse para el **reclutamiento**. Según las leyes actuales, las mujeres no tienen que registrarse. No se les puede reclutar.

Soldados de la Guardia Nacional de Georgia toman parte en una ceremonia de despedida antes de partir para Irak.

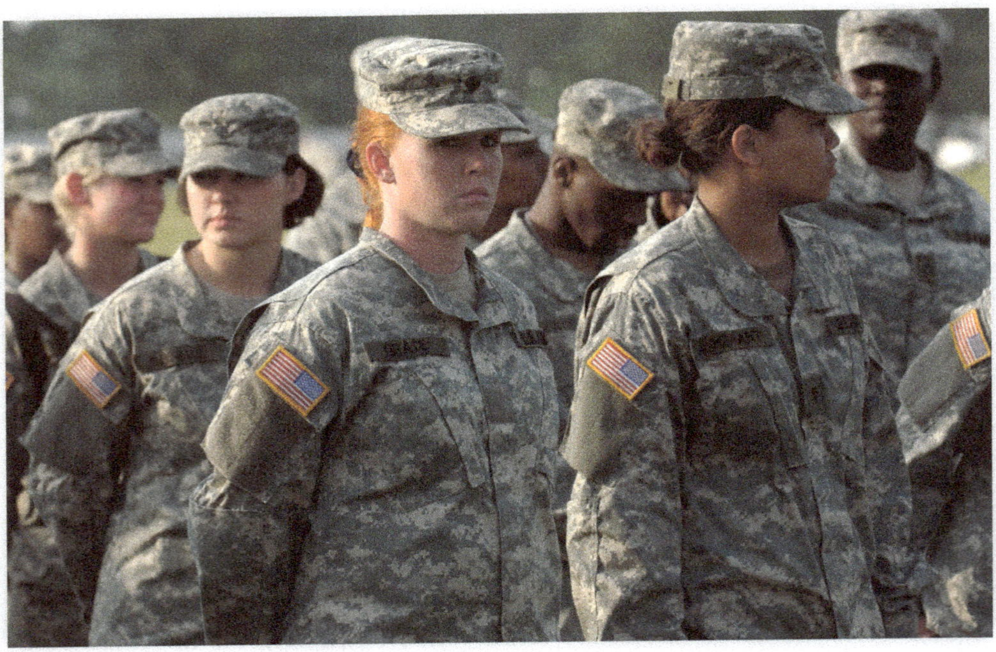

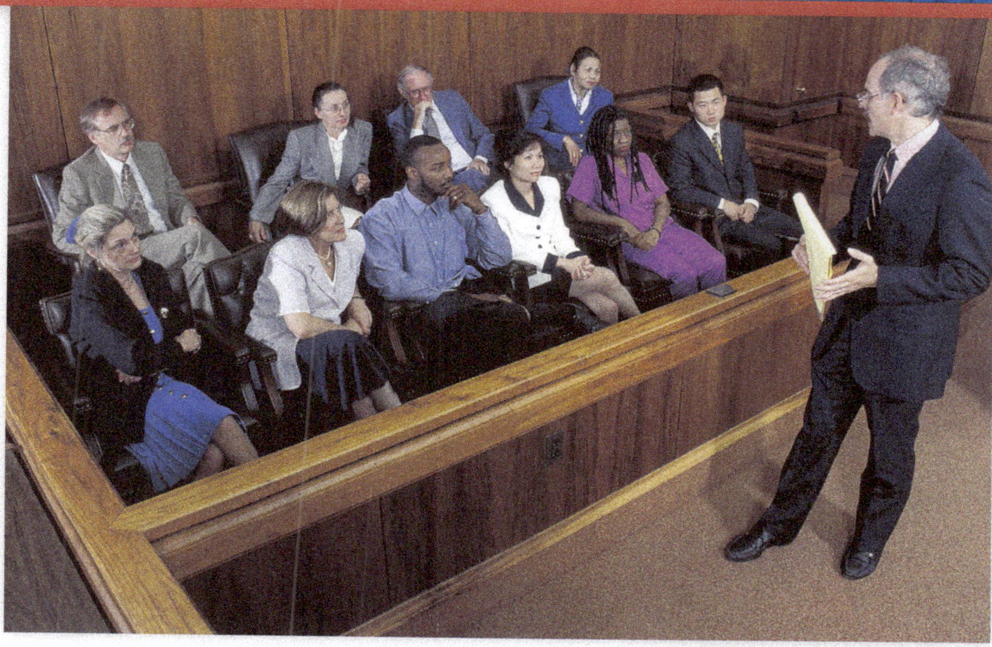

Los miembros del jurado escuchan a un abogado. Participar como jurado es una de las responsabilidades de los buenos ciudadanos.

Ciudadanos responsables

En la Constitución no se enumeran las responsabilidades de las personas. No dice que tienen que votar, o que tienen que actuar como jurado. Pero se espera que los ciudadanos hagan esto y más. Se espera que obedezcan las leyes de su pueblo, estado y país. Se espera que paguen sus impuestos. Son sus responsabilidades como ciudadanos.

También pueden ser ciudadanos responsables de otras formas. Pueden participar en reuniones de su pueblo. Pueden ofrecerse como voluntarios para ayudar en grupos locales. Cada ciudadano que ayuda hace una gran diferencia. Por ejemplo, la contaminación puede detenerse al limpiar un parque cercano a su casa. Es parte de ser un ciudadano responsable.

Glosario

acusar: decir que una persona ha hecho algo malo o ilegal

confesar: decir que has hecho algo

Constitución: plan y leyes escritas del gobierno de Estados Unidos

Declaración de Derechos: las primeras 10 enmiendas a la Constitución

democracia: forma de gobierno en la que las personas eligen a sus líderes

derecho: libertad protegida por una ley

elegible: que se cumple con los requisitos para hacer algo

enmienda: cambio oficial a la Constitución de Estados Unidos

Guerra de Independencia: guerra que las colonias pelearon para obtener su libertad de Inglaterra (1775-1783)

inmigrante: persona que deja su país de origen y viene a una tierra nueva a vivir

jurado: grupo de personas elegidas para escuchar un caso en un tribunal y tomar decisiones sobre los temas involucrados

Padres Fundadores: quienes escribieron la Constitución

petición: solicitud formal hecha a un líder o al gobierno

procedimientos: serie de pasos seguidos para que se logre algo

prohibir: ordenar oficialmente que se detenga o evite algo

ratificar: aprobar algo oficialmente

reclutamiento: sistema que obliga a la gente al servicio militar

responsabilidad: deber que se espera cumplir por una persona

violar: no obedecer, no seguir una regla

voluntario: hecho por propia voluntad sin que se obligue

Para más información

Libros

The Bill of Rights. We The People (series). Michael Burgan (Compass Point Books)

Constitution Translated for Kids. Cathy Travis (Synergy Books)

Freedom of Assembly. Land of the Free (series). David C. King (Millbrook Press)

Freedom of Speech. True Books (series). Christin Ditchfield (Children's Press)

Sitios web

Ben Franklin's Guide to the U.S. Government
http://bensguide.gpo.gov/6-8/citizenship/index.html

"Concentrating" on the Bill of Rights. Try this card game!
www.quia.com/cc/67829.html

How much do you know about Freedom of Religion? Find out!
www.pbs.org/now/quiz/quiz2.html

The United States Constitution for Kids
www.usconstitution.net/constkids4.html

Nota del editor para educadores y padres: Nuestros editores han revisado meticulosamente estos sitios Web para asegurarse de que sean apropiados para niños. Sin embargo, muchos sitios Web cambian con frecuencia, y no podemos asegurar que el contenido futuro de los sitios seguirá satisfaciendo nuestros estándares altos de calidad y valor educativo. Se le advierte que se debe supervisar estrechamente a los niños siempre que tengan acceso al Internet.

Índice

Sobre el autor

William David Thomas vive en Rochester, New York, donde trabaja con estudiantes con necesidades especiales. Bill asegura que una vez fue rey de Fiji, pero abdicó al trono por seguir su carrera como lanzador sustituto. ¡Es falso! Dedica este libro a sus hijos que siempre votan (aunque no siempre igual que él).